Bibliografische Information der Deutschen Nationalbibliothek:

Die Deutsche Nationalbibliothek verzeichnet diese Publikation in der Deutschen Nationalbibliografie; detaillierte bibliografische Daten sind im Internet über http://dnb.d-nb.de abrufbar.

Fotos und Layout: Sandra Cramm

www.seifenklassiker.de

Herstellung & Verlag: BoD™ – Books on Demand, Norderstedt

Printed in Germany

ISBN: 9-783732-285556

Die Rezepte wurden nach bestem Wissen und Gewissen erstellt und von der Autorin getestet. Trotzdem erfolgt jede Verwendung auf eigene Gefahr, es kann keine Haftung für eventuell auftretende Schäden übernommen werden. Vor der Verwendung von ätherischen Ölen sollte im Zweifel immer ein Arzt zurate gezogen werden. Die Beschreibungen der verwendeten Kräuter beruhen auf traditionellen Anwendungsgebieten und Überlieferungen, ihre Verwendung ersetzt keinen Besuch bei einem fachkundigen Arzt.

Sandra Cramm

Seife sieden für Einsteiger

Schritt für Schritt Anleitungen und einfache

Rezepte mit Zutaten aus dem Supermarkt

Inhaltsverzeichnis

Warum Seife sieden?

Sicher haben Sie schon oft die tollen Naturseifen bestaunt, die mittlerweile überall auf Mittelaltermärkten, Weihnachtsmärkten oder natürlich im Internet angeboten werden. Duftende Seifenstücke mit Kräutern, ätherischen Ölen, Tonerde oder Meersalz darin. Und dann haben Sie Sich gefragt: Wie macht man das eigentlich? Kann ich das nicht auch zu Hause machen, eine eigene Seife ganz nach meinem Geschmack?

Ja, ganz sicher können Sie diese Seifen selber machen! Mit diesem kleinen Büchlein finden Sie ganz leicht und Schritt für Schritt den Einstieg in die Seifensiederei. Sie brauchen kein teures Zubehör und keine Rohstoffe aus dem Internet, die extra bestellt werden müssen. Die Rezepte in diesem Buch sind so konzipiert, dass Sie alles direkt im nächsten Supermarkt besorgen können und schon geht es los.

Trotzdem muss natürlich erwähnt werden, dass man als fortgeschrittener Sieder doch um einige speziellere Zutaten nicht herumkommen wird.

Beispielsweise ist Rizinusöl eine Zutat, die die Schaumbildung der Seife verbessert und für ihre Seifen später fast unerlässlich werden wird. Auch Bienenwachs oder Lavendelöl bekommt man nicht an jeder Ecke. Ebenso sind Zutaten wie Ringelblumenblüten oder Lavendelblüten eine tolle Seifenzutat, die nicht jeder Supermarkt zu bieten hat.

Aber der Reihe nach! Zunächst wollen Sie ja ohne viel Aufwand herausfinden, ob Ihnen dieses Hobby überhaupt Spass macht! Also fangen wir ganz in Ruhe mit einfachen Seifen an, die aber trotzdem Ihre Haut wunderbar pflegen und nach Kräutern duften werden. Also verwöhnen Sie Ihre Haut mit natürlicher, selbst hergestellter Pflege, ich wünsche Ihnen viel Spass und Freude dabei!

Was ist überhaupt Seife?

Echte Seife besteht aus den Alkalisalzen der Fettsäuren, die in den verwendeten Fetten und Ölen enthalten sind. Diese Alkalisalze entstehen, wenn man Fette bzw. Öle mit einer stark ätzenden Lauge vermischt.

Bei selbst hergestellter Naturseife bleibt außerdem das natürliche Glyzerin enthalten, das bei industriell hergestellter Seife häufig entfernt wird, da man es als Rohstoff für viel Geld weiterverkaufen kann. Seife ohne Glyzerin ist im Allgemeinen als Kernseife bekannt. Während Kernseife zum Putzen kein überschüssiges Fett enthält, werden in Handseifen häufig noch Fette und Pflegestoffe nachträglich hinzugefügt, um das fehlende pflegende Glyzerin auszugleichen. Trotzdem können diese Seifen die Haut austrocknen.

Bei selbst hergestellter Seife können wir zudem den Grad der Überfettung selbst bestimmen. Dies bedeutet, dass mehr Öl verwendet wird, als von der eingesetzten Menge an Lauge verseift werden kann. Dadurch ergeben sich rückfettende Eigenschaften, die die Haut pflegen und ein Eincremen oft überflüssig machen. Üblicherweise ist eine Naturseife etwa 5% überfettet, dies kann jedoch bis zu 12% Überfettung erhöht werden. Die Waschwirkung der Seife beruht darauf, dass ihre Moleküle ein wasserabweisendes und ein wasseranziehendes Ende besitzen. Sie können sogenannte Mizellen in der Waschlösung bilden, die dafür sorgen, dass sich aus Wasser und Fett eine Emulsion bilden kann (ähnlich wie bei Milch, die ebenfalls aus Wasser- und Fetttröpfchen besteht). Dadurch kann das Seifenmolekül Schmutzpartikel an sich binden, die dann mit dem Waschwasser einfach abgewaschen werden können.

Seife hat einen recht hohen pH-Wert von etwa 9. Oft wird behauptet, dass dies den Säureschutzmantel der Haut zerstört und die Verwendung von Seifen somit ungesund sei. Seifenfreie Waschgele mit einem sauren pH-Wert von 5,5 seien besser geeignet um die Haut richtig zu pflegen.

Fakt ist aber, dass viele künstlich hergestellte Tenside Allergien auslösen können und biologisch schwerer abbaubar sind als Seife, somit also auch die Umwelt belasten. Andere Fachleute sind der Meinung, dass es im Gegenteil sogar die Selbstheilungskräfte der Haut anregt, wenn der Säuremantel auf der Haut regelmäßig entfernt wird und die Haut somit zur Regulation des pH-Wertes gezwungen wird. Außerdem handele es sich gar nicht um einen Schutzmantel, sondern lediglich um ein Konvolut von Bakterien, Schmutz und anderen Umwelteinflüssen, vor denen unsere Haut uns schützt und das sogar entfernt werden muss, um die Haut gesund zu erhalten.

Ein weiterer Punkt für die Seife ist, dass sie durch ihren hohen pH-Wert ganz natürlich antibakteriell und keimabtötend wirkt, da diese Mikroorganismen sich eher in saurem Milieu wohlfühlen. Studien haben gezeigt, dass echte Seife ebenso gut gegen Keime wirkt wie speziell antibakterielle Handwaschgele der Industrie. Die speziellen Zusätze in diesen Waschgelen stehen jedoch unter starker Kritik, sie können Resistenzen bei Bakterien und Viren auslösen und somit auf Dauer großen Schaden anrichten.

Seife selber herzustellen ist also weit mehr als ein Hobby. Es ermöglicht uns, die vielen Vorteile der Naturseife für uns zu nutzen, denn Naturseife…

… pflegt unsere Haut durch **Überfettung** mit pflanzlichen Ölen.

… pflegt die Haut durch das natürlich enthaltene **Glyzerin**.

… regt die **Selbstheilungskräfte** der Haut an.

… ist biologisch sehr schnell abbaubar und belastet die **Umwelt** nicht.

… wird **ohne chemische Zusatzstoffe** und industriell gefertigte Tenside hergestellt und enthält somit weder Silikone noch Parabene oder andere allergene Stoffe.

… wirkt ganz natürlich **antibakteriell** ohne spezielle chemische Mittel wie Triclosan oder quartäre Ammoniumverbindungen, die Resistenzen oder Gewöhnungseffekte bei Keimen hervorrufen können.

… kann ganz nach dem **eigenen Geschmack** hergestellt werden und Kräuter, Pflanzen, hautpflegende Öle und tolle Düfte enthalten.

… ist (wenn man möchte) **vegan**, rein pflanzlich und natürlich ohne Tierversuche hergestellt.

Utensilien

Sie brauchen:

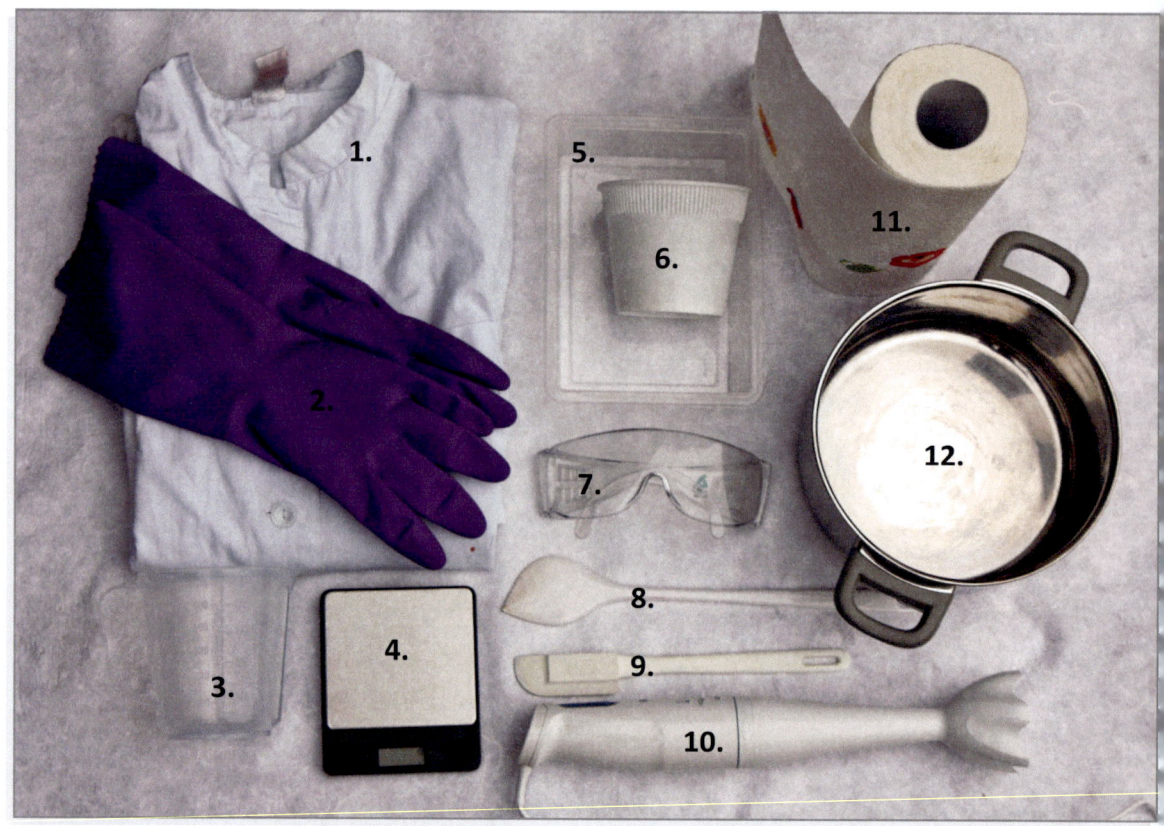

1.	Schutzkittel	7.	Schutzbrille
2.	Handschuhe	8.	alter Kochlöffel
3.	Messbecher	9.	alter Teigschaber
4.	Genaue Waage	10.	Pürierstab
5.	Seifenform	11.	Küchenrolle
6.	Joghurtbecher	12.	alter Topf

Bekleidung und Schutz

Da mit hochgradig ätzender Lauge gearbeitet wird, ist Schutzkleidung absolut Pflicht. Auch die Arbeitsflächen in der Küche sollten geschützt werden, während der Arbeit sollte man essen und trinken vermeiden. In diesem Moment ist die Küche ein Labor, d.h. auch Kinder, Tiere oder andere Gäste haben hier nichts verloren. Sie benötigen:

▸ Eine Schutzbrille (Laugespritzer in den Augen kann im schlechtesten Fall zur Erblindung führen)

▸ Einen langärmeligen Kittel (nicht zuletzt zum Schutz ihrer Kleidung)

▸ Handschuhe (Lauge auf der Haut kann zu schwerwiegenden Verätzungen führen)

▸ Küchenkrepp um etwaige verschüttete Seife oder Lauge direkt wegzuwischen. Dazu können Sie Essig verwenden, der den hohen pH-Wert der frischen Seife neutralisiert.

Ziehen Sie Schutzbrille, Handschuhe und Kittel an, bevor Sie mit dem Abwiegen von Lauge und weiteren Zutaten beginnen.

Eine Schutzbrille bekommen Sie im Baumarkt, im Notfall reicht auch eine große Brille mit Kunststoff- oder Fenstergläsern (beispielsweise vom Karneval etc.), Hauptsache die Augen sind nicht ungeschützt.

Einen Kittel bekommen Sie im Fachhandel für Arbeitsbekleidung oder ebenfalls im Baumarkt. Wenn Sie alte Kleidung vom letzten Malern und Renovieren haben, können Sie auch diese überziehen, im Notfall tut es eine Küchenschürze.

Haushaltshandschuhe bekommen Sie sehr günstig in jeder Drogerie oder im Supermarkt.

Spritzer auf Oberflächen können Sie mit Küchenkrepp und Essig abwischen, damit wird der pH-Wert neutralisiert und Sie müssen nicht befürchten, dass die Oberfläche zu sehr angegriffen wird. Wenn Sie dies vermeiden möchten, sollten Sie grundsätzlich die nähere Umgebung um ihren Herd mit Zeitungspapier abdecken. Aber Vorsicht wenn Sie einen Gasherd haben, nicht, dass die Zeitung Feuer fängt!

Geräte

Alle Gerätschaften sollten grundsätzlich nur zur Seifenherstellung verwendet werden und nicht mehr für die Zubereitung von Lebensmitteln. Die wichtigsten sind:

▶ Großer Topf aus Edelstahl oder Emaille (kein Aluminium verwenden!)

▶ Pürierstab

▶ Waage mit grammgenauer Anzeige

▶ 1 Kunststofflöffel

▶ 1 temperaturbeständiger Gummispatel bzw. Teigschaber

▶ 1-2 Plastikbehälter (große ausgespülte Joghurtbecher oder ähnliches)

▶ 1-2 Messbecher

Die Fette und Öle werden ebenso wie die NaOH-Pellets und das Wasser mithilfe der Waage möglichst genau abgewogen. Hier können Sie alte Joghurtbecher und Kunststofflöffel zur Portionierung zur Hilfe nehmen.

Die festen Fette werden zuerst im Topf bei geringer Hitze auf dem Herd geschmolzen und die Öle danach hinzugegeben. Die NaOH-Lauge wird in einem Kunststoffgefäß angerührt, wobei stets NaOH-Pellets nach und nach zum Wasser hinzugegeben werden, nie umgekehrt. Dies sollte immer draußen an frischer Luft erfolgen, atmen Sie die Dämpfe dabei nicht ein.

Der Stabmixer wird schließlich zum Durchmischen von Fett/Öl und Lauge verwendet, mit Hilfe des Gummispatels lässt sich der Seifenleim gut aus dem Topf herausnehmen und in die Formen füllen.

Formen

Im Fachhandel gibt es spezielle Seifenformen, hier unterscheidet man in der Regel zwischen Blockformen und Einzelformen. Wer diese Kosten scheut, kann aber auch auf sehr günstige Alternativen zurückgreifen:

▶ Aufgeschnittene und ausgespülte Getränkekartons

▶ Runde Chipsdosen mit Kunststoffbeschichtung auf der Innenseite.

▶ Lebensmittelverpackungen wie flache Kunststoffschalen, Margarineschalen oder 5-Liter Eisverpackungen als Blockform.

▶ Silikonbackformen für runde Kuchen und Torten oder kleinere Motivbackförmchen, auch Muffinförmchen aus Silikon sind geeignet.

Getränkekartons und Chipsdosen lassen sich leicht zerschneiden um die Seife auszuformen, alle anderen Formen kann man mit Frischhaltefolie oder einer aufgeschnittenen dünnen Mülltüte auslegen.

Die Seife wird nach dem Ausformen (außer natürlich bei den einzelnen Motivförmchen) in handliche Stücke geschnitten. Hierzu können Sie ein Messer oder einen Schneidedraht für Torten und Kuchen verwenden (diesen gibt es ebenfalls häufig in Supermärkten zu kaufen).

Um das Ausformen zu erleichtern, kann die Seife für 5-6 Stunden in das Gefrierfach gelegt werden. Danach ist sie sehr hart und kommt gut aus der Form. Wenn die Form vorher mit ausreichend Folie ausgelegt wurde, kann man sie jedoch in der Regel damit herausheben und sie klebt nicht fest.

Fette und Öle

Grundsätzlich lassen sich alle tierischen und pflanzlichen Fette und Öle verseifen, lediglich Mineralöle sind unverseifbar. Wenn Sie also schon die Idee hatten, eine Seife aus Motoröl zu sieden, verabschieden Sie sich von diesem Gedanken.

Da dieses Buch einen Einstieg in die Seifensiederei mit einfachen Zutaten aus dem Supermarkt sein soll, werden lediglich die dort erhältlichen Fette und Öle beschrieben. Natürlich gibt es noch viele mehr: Jojobaöl, Nachtkerzenöl, Arganöl.... Aber darauf können Sie später zurückgreifen, wenn Sie etwas Erfahrung gesammelt haben.

Frittierfett $\qquad$ *VZ: 0,138*

Im Handel gibt es einige Produkte mit den Namen *Fettstange, Frittierstange, Frittierfett* oder sie tragen auch nur die Bezeichnung *„reines Pflanzenfett"*. Diese Fettstangen sind oft sehr günstig, da sie auch von vielen Eigenmarken der Discounter und Supermärkte angeboten werden. Allerdings stellen sie den Seifensieder vor ein Problem: Die genau Zusammensetzung dieser Fettstangen ist oft nicht angegeben, sodass nicht ganz klar ist, welche Fette man hier genau verseift und welche Verseifungszahl zur Berechnung der Lauge angewendet werden muss. Es ist sogar so, dass die Zusammensetzung je nach Jahreszeit variiert: im Sommer enthalten die Stangen oft mehr Palmfett, das fester ist und nicht so schnell schmilzt.

Die Erfahrung zeigt jedoch, dass diese Frittierstangen zu 75-100% aus Palmfett bestehen, der Rest sind meist Palmkernöl, Rapsöl oder andere Öle. Somit können wir mit einer Verseifungszahl von 0,138 gut rechnen.

Palmöl ist eines der wichtigsten Fette für feste Seifen, da es einen hohen Anteil an gesättigten Fettsäuren hat. Es hat jedoch eine eher geringe Schaumwirkung, sodass es mit anderen Ölen kombiniert werden muss. Mit Kokosöl bildet es den wichtigen Teil an festen Fetten in der Seife.

Sonnenblumenmargarine *VZ: 0,130*

Grundsätzlich kann man natürlich jede Margarinesorte verseifen, das Problem ist jedoch auch hier wieder, dass die genaue Zusammensetzung der Fette unbekannt ist. So kann die Verseifungszahl je nach Sorte doch e r h e b l i c h   a b w e i c h e n . Sonnenblumenmargarine besteht in der Regel zu 80% aus Sonnenblumenöl, dazu aus Wasser und einem geringen Teil anderer Zusätze. Mit diesen Angaben lässt sich die Verseifungszahl etwas genauer bestimmen, was unseren Seifen zugute kommt.

Schweineschmalz *VZ: 0,140*

Dieses tierische Fett ist natürlich nichts für Vegetarier und die hergestellte Seife ist auch nicht mehr zu 100% pflanzlich. Schweinefett hat aber einige tolle Eigenschaften. Es fördert die Gelphase und gibt der Seife eine angenehme, feste Konsistenz. Außerdem sorgt es für strahlend weiße Seifen. Da Schweineschmalz für feste Seifen und schön stabilen Schaum sorgt, kann es beispielsweise gut das Palmöl ersetzen.

Kokosfett *VZ: 0,183*

Kokosfett macht die Seife hart und sorgt für großporigen und instabilen Schaum, sodass es mit anderen Ölen kombiniert werden sollte. Eine reine Kokosfettseife hat stark entfettende Eigenschaften, für empfindliche und trockene Haut ist ein Gehalt an Kokosfett von mehr als 30% in der Seife nicht empfehlenswert.

Olivenöl *VZ: 0,135*

Mit diesem Öl pflegten sich schon die alten Ägypter und Römer, außerdem ist es seit Jahrhunderten Hauptbestandteil der bekannten Alepposeife. Olivenöl sorgt für milde Seifen, jedoch haben reine Olivenölseifen häufig etwas schmierigen Schaum und brauchen sehr lange um richtig fest zu werden.

Rapsöl *VZ: 0,135*

Rapsöl ist ein recht günstiges heimisches Öl, das nicht erst über lange Strecken zu uns transportiert werden muss. Das Öl eignet sich für empfindliche feuchtigkeitsarme Haut, gibt aber wenig Schaum und sollte deshalb mit anderen Schaumfetten und Ölen kombiniert werden.

Sonnenblumenöl *VZ: 0,135*

Sonnenblumenöl ist ein weiteres günstiges heimisches Öl, das sich gut für die Seifenherstellung eignet. Es enthält viele Vitamine, schützt und pflegt die Haut. Es macht die Seife in größeren Mengen jedoch etwas weich und kann unter ungünstigen Lagerbedingungen zum Ranzen der Seife führen. Da das Sonnenblumenöl für sich genommen eher schlechte Schaumeigenschaften hat, sollte es mit Schaumfetten kombiniert werden.

Distelöl *VZ: 0,136*

Ein sehr hautpflegendes Öl mit hohem Gehalt an ungesättigten Fettsäuren. Es empfiehlt sich ebenso für trockene Haut, als auch bei Akne und fettiger Haut, da es in der Seife ein eher trockenes Öl ist. Jedoch macht es die Seife eher weich und muss mit festen Fetten kombiniert werden.

Kürbiskernöl *VZ: 0,135*

Dieses Öl ist dickflüssig und hat einen charakteristischen Eigengeruch, ist aber leider nicht sehr billig. Es ist jedoch sehr hautpflegend und mild und sorgt für recht schnelles Andicken der Seife.

Maiskeimöl *VZ: 0,136*

Maiskeimöl sorgt dank hohem Gehalt an Vitaminen, essenziellen Fettsäuren und Mineralstoffen für sehr pflegende Seife, die jedoch schlecht schäumen. Deshalb sollte es stets in Kombination mit Kokos- oder Palmfett verwendet werden. Dann ist es aber ein schönes Basisöl, das anstelle von Rapsöl oder Sonnenblumenöl verwendet werden kann.

Erdnussöl *VZ: 0,136*

Dieses Öl ist dank hohem Gehalt Vitamin E sehr pflegend für die Haut, kann jedoch bei empfindlichen Menschen Allergien auslösen. Es ist heute in fast jedem Asien-Lebensmittelgeschäft zu bekommen, sollte aber mit festen Schaumfetten kombiniert werden, um feste Seife zu erhalten.

Sesamöl *VZ: 0,138*

Der hohe Anteil an ungesättigten Fettsäuren dieses Öls sorgt für hautpflegende, aber auch recht weiche Seifen, sodass es immer mit festen Fetten kombiniert werden sollte. Sesamöl bekommt man meist in asiatischen Lebensmittelgeschäften.

Sojaöl   VZ: 0,136

Sojaöl sorgt wie viele andere Öle auch für recht weiche Seife, die wenig schäumt, pflegt aber dank eines hohen Vitamingehalts die Haut hervorragend. Die Haut wird weich und geschmeidig, irritierte und gereizte Haut wird beruhigt.

Traubenkernöl   VZ: 0,129

Dieses Öl enthält viele essenzielle Fettsäuren und ist bei fettiger oder unreiner Haut geeignet. Auch in diesem Fall sorgt das Öl für weiche, wenig schäumende Seife und muss mit festen Schaumfetten kombiniert werden.

Reiskeimöl   VZ: 0,135

Dieses Öl wird in Japan traditionell zur Schönheitspflege eigesetzt. Es enthält viel Vitamin E und sorgt für milde aber recht weiche Seife. Es sollte deshalb mit festen Schaumfetten kombiniert werden.

Leinöl   VZ: 0,134

Leinöl macht die Seife sehr weich und sollte nicht in zu großen Anteilen verwendet werden. Zusätzlich braucht

die Seife einen ordentlichen Anteil an festen Schaumfetten. Das Öl enthält viel Omega-3- und Omega-6-Fettsäuren und eignet sich daher gut für die Hautpflege. Traditionell wurde es jedoch eher zur Herstellung von Schmierseifen verwendet.

Weizenkeimöl   VZ: 0,131

Dieses Öl soll auf Grund seiner regenerierenden Eigenschaften besonders gut bei Narben, Falten oder Hautekzemen geeignet sein. Es enthält die Vitamine A, B, D und E und erzeugt auch einigermaßen Schaum, da es im schlechtesten Fall aber für ein Ranzigwerden der Seife verantwortlich sein kann, sollte es in Maßen (<10%) verwendet werden.

Walnussöl   VZ: 0,134

Walnussöl bekommt man nicht in jedem Supermarkt, häufig ist es zudem recht teuer. Es macht die Seife eher weich und fördert das Ranzigwerden, weshalb es nur in geringen Mengen <10% eingesetzt werden sollte. Jedoch hat es hervorragende hautberuhigende Eigenschaften, enthält ungesättigte, sowie gesättigte Fettsäuren und die Vitamine A, D und E.

Die Lauge

Früher stellte man Seife mit Hilfe von Kaliumlauge her. Diese wurde aus Holzasche gewonnen, die in nahezu jedem Haushalt im Ofen in der Küche oder im Kamin anfiel. Allerdings lässt sich aus Kaliumlauge auf Grund der Chemie nur Schmierseife herstellen, feste Seifenstücke kann man damit nicht erhalten.

Möchte man feste Seifenstücke herstellen, muss man die Fette und Öle mit Natriumlauge verseifen. Haben Sie Backpulver zu Hause? Oder Natron gegen Sodbrennen? Beides besteht aus einer Natriumverbindung, dem Natriumhydrogencarbonat ($NaHCO_3$).

Gelöstes $NaHCO_3$ hat einen pH-Wert von etwa 8,5, was bereits im alkalischen Bereich liegt und somit geeignet ist, Magensäure zu neutralisieren und saures Aufstoßen zu stoppen.

Natronlauge zur Seifenherstellung wird aus einer weiteren Natriumverbindung hergestellt, dem **Natriumhydroxid** (chemische Formel: NaOH), auch **Ätznatron** genannt. Diese Verbindung kann eine Lauge mit einem pH-Wert von 14 erzeugen, eine der stärksten Laugen, die es gibt. Das macht diese Lauge sehr gefährlich für den Menschen, denn ebenso wie sie pflanzliche Fette und Öle zu Salzen umwandelt, kann sie auch mit dem Körperfett und der Haut reagieren.

Natronlauge ist extrem ätzend und man kann sie in keiner Weise mit harmlosem Backpulver vergleichen. Bei der Seifenherstellung sollte einem dies stets bewusst sein, man muss zunächst einmal sich selbst mit Schutzkleidung vor Laugespritzern schützen. Dann darf auf keinen Fall unbeschriftete Lauge herumstehen, sodass Mitmenschen es verwechseln und gar trinken könnten, was tödlich enden kann. Tiere und Kinder müssen unbedingt vor dem Kontakt mit Lauge oder NaOH-Pellets bzw. -pulver geschützt werden.

Natriumhydroxid wird auch als Rohrreiniger und Abbeize verkauft, bzw. ist in diesen Produkten enthalten. Achten Sie jedoch darauf, dass Sie NaOH in Laborqualität kaufen, diese bezeichnet zu über 98% reines NaOH. Erkundigen Sie Sich danach, wenn Sie im Baumarkt auf die Suche gehen.

Eine weitere Möglichkeit ist, das NaOH in der Apotheke zu kaufen, häufig muss es aber vorbestellt werden.

Es handelt sich dabei entweder um ein weißes Pulver oder weiße Pellets, die zu bevorzugen sind, da sie beim Abfüllen nicht stauben und die Lunge reizen können. Der Preis liegt bei etwa 3-5 Euro pro Kilogramm, abhängig von der Packungsgröße. Für ein Kilo Seife benötigen Sie ungefähr 140g Natriumhydroxid.

Verseifungszahl (VZ)

Die Verseifungszahl ist für das Gelingen der Seife ausgesprochen wichtig. Mit ihrer Hilfe können wir die genaue Überfettung der Seife berechnen und wir schließen aus, dass die Seife zu viel Lauge enthält und somit zu scharf für die Haut ist.

Die Verseifungszahl ist spezifisch für jedes Öl und dient zur Berechnung der Menge an NaOH, die zur Verseifung der Fettsäuren nötig ist. Wenn wir die Verseifungszahl eines Fettes nicht kennen, können wir es zur Herstellung von Seife nicht verwenden. (außer zur Überfettung, wenn wir sicher sind, dass der restliche Anteil an Fetten bereits höher ist, als die Lauge verseifen kann). Beispielsweise hat Kokosfett eine Verseifungszahl von 0,1830.

Wenn wir also 100g Kokosfett verseifen möchten, ergibt sich folgende einfache Rechnung:

100g Kokosfett $\cdot$ 0,1830 = 18,3g NaOH.

Auf diese Art und Weise muss für jedes verwendete Fett oder Öl anteilig am Seifenrezept die Menge an NaOH ausgerechnet werden. Beispiel:

200g Kokosfett   = 36,6g NaOH

200g Olivenöl   = 26,9g NaOH

100g Frittierfett = 13,8g NaOH

= 77,3g NaOH

Insgesamt werden also 500g Fett/Öl mit 77,3g NaOH komplett verseift. Da wir jedoch eine pflegende Seife mit Überfettung haben möchten, muss noch etwas von dieser Menge NaOH abgezogen werden. Möchten wir z.B. eine **Überfettung von 5%**, dann rechnen wir:

77,3 g $\cdot$ 0,05 = 3,865g NaOH

Diese Menge muss also abgezogen werden. Dies ergibt dann:

77,3g - 3,865 = **73,435g NaOH**.

Zur Vereinfachung gibt es im Internet Seifenrechner, die diese Berechnung für uns durchführen (Adressen stehen am Ende des Buches).

Stichwörter und Tipps

Bei Seifensiedern haben sich einige typische Begriffe eingebürgert, die hier noch einmal aufgegriffen und erklärt werden sollen. Sie sind wichtig zum Verständnis der Vorgehensweise und des Prozesses der Verseifung.

Überfettung

Überfettung bedeutet, dass man mehr Öle und Fette zur Seifenherstellung verwendet, als von der abgewogenen Menge Natriumhydroxid verseift werden können. Die Überfettung wird in Prozent angegeben, üblicherweise wird mit 5% überfettet. Weniger Überfettung ist manchmal bei Haarseifen gewünscht, damit die Haare nicht strähnig werden, höhere Überfettung hat einen stärkeren Rückfettungseffekt auf die Haut, was sehr pflegend wirkt. Jedoch ist zu beachten, dass hoch überfettete Seife unter Umständen schnell ranzig werden kann, eine Überfettung mit mehr als 10% ist meist nicht sinnvoll. Möchte man dies trotzdem machen, sollte man zu Ölen greifen, die nicht als „Schnellranzer" bekannt sind.

Gelphase

Die Gelphase ist eine chemische Reaktion, bei der sich der Seifenleim stark erhitzen kann. Dies ist vor allem der Fall, wenn man eine Blockform verwendet und die Seife eventuell noch isoliert, das heißt in Tücher einpackt, sodass sie nicht so schnell auskühlen kann. Dann beobachtet man wie sich, ausgehend von der Mitte der Blockform, die Seife zu einem leicht transparenter Gel verwandelt. Dies kann sich bis zum Rand ausbreiten, manchmal schafft es die Gelphase jedoch nicht bis in die Ecken der Form, da die Masse hier eben doch gut auskühlt.

Verwendet man Einzelförmchen, hat man in der Regel keine Gelphase. Man kann diese jedoch hervorrufen, wenn man die Seife bei ca. 55 °C Grad in den Backofen stellt. Wird von außen Wärme zugeführt, kann auch bei Blockformen der Vorgang von außen statt vom Kern aus starten.

Die Gelphase ist grundsätzlich nicht nötig, um eine Seife zu erhalten, wie heißt es so schön: „Seife wird es immer". Es gibt aber einige Gründe, sich doch um eine Gelphase zu bemühen. Die Konsistenz und Haptik einer gegelten Seife gefällt einigen Siedern einfach besser, sodass sie nicht auf eine Gelphase verzichten wollen.

Wassermenge

Die Faustregel besagt, dass man ein Drittel der Fettmenge als Flüssigkeitsmenge für die Lauge benötigt. Bei 900g Fett/Öl also 300g Wasser.

Wenn man sehr viel feste Fette verwendet, kann man die Wassermenge etwas erhöhen, ebenso wenn man Kräuter oder andere pulverisierte Zutaten verwendet, die etwas „Wasser ziehen" könnten. Besonders wenn man noch unsicher bei der Seifenherstellung ist, dauern die Arbeitsschritte etwas länger und die Seife könnte zu schnell andicken, hier sollte man eher zu viel als zu wenig Wasser verwenden. Verwendet man weniger Wasser, dickt die Seife schneller an und lässt sich schließlich auch schneller ausformen und schneiden.

Puddingstadium

Als Puddingstadium bezeichnet man den Zustand der Seife nach ausreichendem Mixen mit dem Pürierstab. Man sagt, die Seife „zeichnet", d.h. die Oberfläche zerfließt nicht mehr sondern behält ihre Struktur vom Rühren mit dem Stab oder Löffel, wie bei einem frisch gekochten Pudding. Im Puddingstadium fließt der Seifenleim auch nicht mehr vom Mixstab herunter sondern bleibt sehr dick kleben oder tropft in dicken schweren Tropfen herab. Dies ist der richtige Moment für die Zugabe von ätherischen Ölen, Duftölen, Kräutern bzw. zum Einformen der Seife.

Reifezeit

Die angerührte Lauge hat einen pH-Wert von 14, der frisch hergestellte Seifenleim hat einen pH-Wert von etwa 10-12. Sollten Sie einen Spritzer davon abbekommen, werden Sie merken, dass er auf der Haut brennt, da der pH-Wert noch zu hoch und die Seife zu scharf ist. Die Seife wird mit der Reifezeit stets milder, eine fertige Seife hat einen pH-Wert von ca. 9. Eine Seife wird also umso milder, je länger sie lagert, eine Reifezeit von 6-8 Wochen sollten man unbedingt einhalten. In Einzelfällen kann die Seife schon früher zur Verwendung geeignet sein, jedoch sollten Sie lieber Geduld haben um auf Nummer Sicher zu gehen. Während der Reifezeit schreitet der Verseifungsprozess weiter fort, die scharfe Lauge wird somit quasi neutralisiert bzw. reduziert.

Der Küsschentest

Der sogenannte Küsschentest beschreibt eine eher rustikale Methode, um den pH-Wert der Seife in groben Zügen zu bestimmen. Hierbei wird die Zungenspitze an das Seifenstück gehalten, wenn es prickelt, ist die Seife noch zu scharf. Gibt es kein „ungewöhnliches Gefühl" an der Zunge, ist der pH-Wert ausreichend abgesunken und die Seife kann verwendet werden. Ich würde Ihnen empfehlen, sich lieber pH-Wert-Messstäbchen zu kaufen, wenn Sie einen Eindruck vom pH-Wert erhalten wollen. Sie können auch einfach die Hände mit Ihrer Seife waschen, wenn der Schaum dabei brennt oder die Haut nachher sehr ausgetrocknet wirkt, ist ihre Seife noch nicht in Ordnung.

Seife isolieren

Die Seife isolieren bedeutet, dass die eingeformte Seife mit Decken oder Tüchern eingepackt wird, damit sich die Hitze und somit die Gelphase entwickeln kann. Man sagt auch „die Seife wird schlafen gelegt". Verwendet man Blockformen aus Holz, die die Wärme bereits gut halten können, kann eine zusätzliche Isolierung auch überflüssig sein. Bei Einzelförmchen verwendet man statt einer Isolierung häufig den leicht warmen Backofen (siehe „Gelphase")

Kaltverseifung (CP)

Kaltverseifung nennt an die in diesem Buch vorgestellte Art der Seifenherstellung. Die Fette, Öle und Lauge werden relativ kalt verarbeitet und die Seife bekommt dafür ein Lagerzeit von mehreren Wochen, um in Ruhe zu Ende zu verseifen. Dies ist die schonendste Methode der Seifenherstellung. Die häufig verwendete Abkürzung für die Kaltverseifung ist CP (cold process).

Heißverseifung (OHP)

Im Gegensatz zur Kaltverseifung wird hier heiß gearbeitet. Nachdem Fette und Lauge zusammengefügt wurden, wird der Seifenleim über einige Stunden hinweg auf etwa 90°C Grad erhitzt (beispielsweise im Backofen). Hierdurch läuft der Verseifungsprozess schneller ab und die Seife ist nach wenigen Stunden bereits so gut wie fertig. Eine Lagerzeit von 1-2 Wochen lässt sie jedoch noch milder werden. Die verwendete Abkürzung für dieses Verfahren ist OHP (oven hot process).

Seife sieden

Wenn Sie bis hierhin gekommen sind, haben Sie alle wichtigen Information über das Seifesieden gelesen und können loslegen! Voraussetzung ist natürlich, dass Sie alle Utensilien und Zutaten parat haben. Legen Sie alles in Reichweite, damit Sie nicht zwischendurch plötzlich etwas suchen müssen. Vorbereitung und ruhiges Arbeiten ist das A und O bei der Seifenherstellung. Wenn Lauge und Fette noch zu warm sind, kann sich der Seifenleim trennen und ausflocken. Formen Sie die Seife zu früh aus ist sie zu weich, lässt sich schlecht schneiden und die Stücke sehen später verformt und nicht schön aus. Also seien Sie geduldig und nehmen Sie Sich Zeit!

Auf den nächsten Seiten finden Sie eine Schritt für Schritt Anleitung mit entsprechenden Abbildungen. Dazu gibt es noch einige Anmerkungen und Tipps:

‣ Die Öle können Sie abwiegen, während die festen Fette schmelzen. Lassen Sie diese dabei aber nicht aus den Augen und rühren Sie regelmäßig um.

‣ Geben Sie immer das NaOH nach und nach in das Wasser, nie umgekehrt! Da bei zunächst sehr wenig Wasser eine sehr starke Reaktion der Lauge mit entsprechender Hitzeentwicklung einsetzen kann, kocht die Lösung eventuell über und spritzt. Somit sind Sie, aber auch Ihre Arbeitsfläche und Gegenstände in der Küche in Gefahr.

‣ Das Abkühlen von Ölen/Fetten und Lauge können Sie beschleunigen, wenn Sie etwas kaltes Wasser ins Spülbecken geben und die jeweiligen Gefäße dort hineinstellen. Eventuell können Sie noch Eiswürfeln zum Wasser dazugeben.

‣ Pürieren Sie den Seifenleim nicht mehrere Minuten ohne Pause. Zum Einen ist das für den Mixstab nicht förderlich, da dessen Motor sich stark erhitzen kann. Zum Anderen braucht die Seife auch mal eine „Entspannungszeit", in der sie mit dem Löffel bzw. dem ausgeschalteten Mixstab umrühren sollten, eher der Mixer wieder voll zum Einsatz kommt.

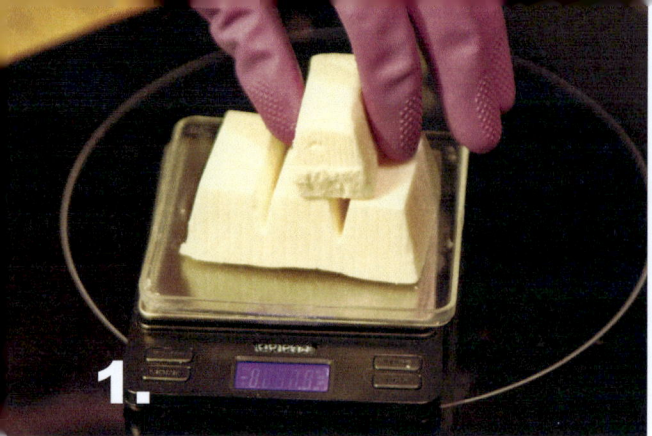

1.

Die festen Fette auf der Waage abwiegen.

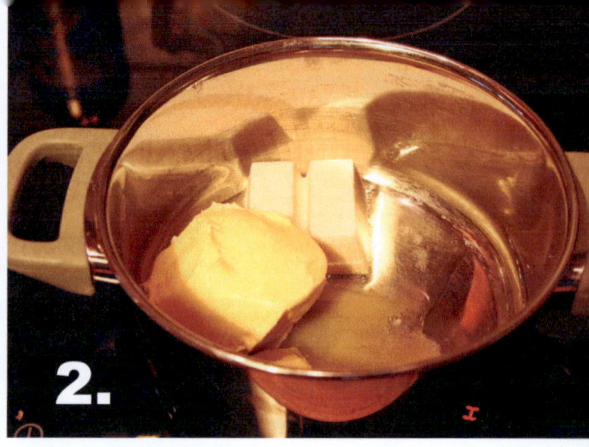

2.

Alle abgewogenen Fette bei geringer Hitze im Topf schmelzen lassen.

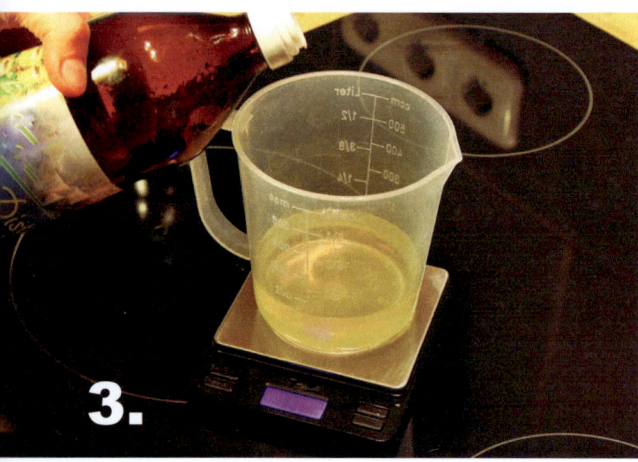

3.

Die Öle auf der Waage abwiegen.

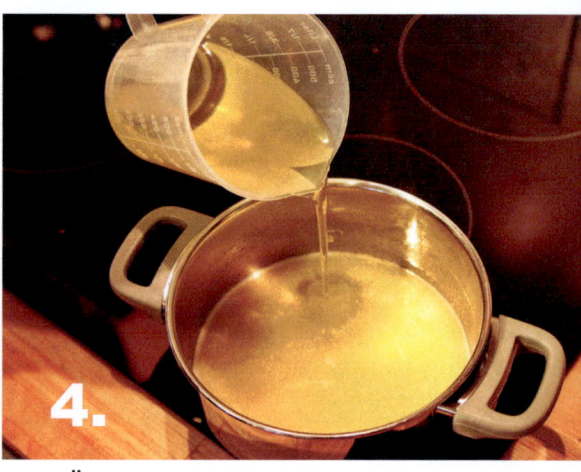

4.

Die Öle zu den geschmolzenen Fetten geben und alles auf Handwärme abkühlen lassen.

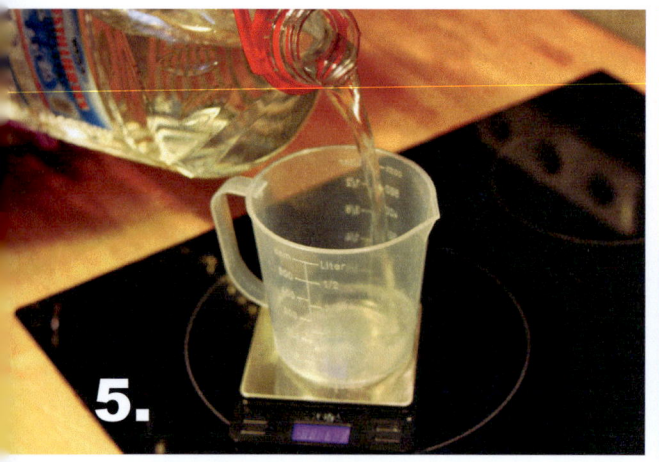

5.

Wasser für die Lauge abwiegen.

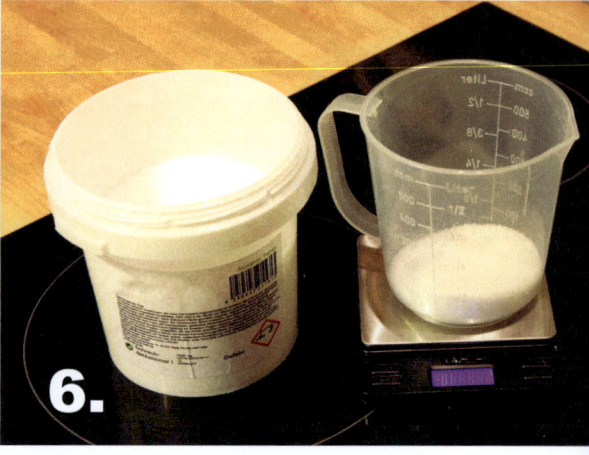

6.

Natriumhydroxid (NaOH) abwiegen.

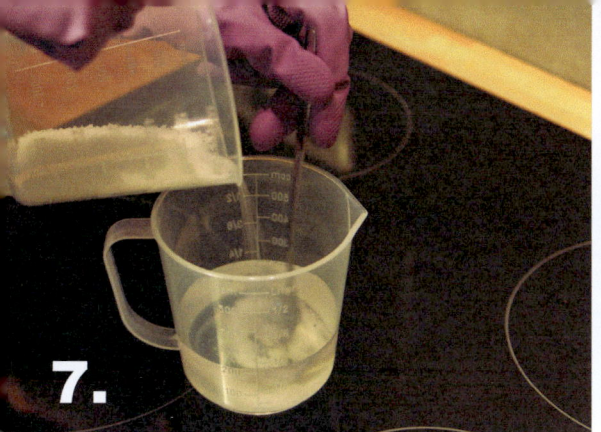

7.

NaOH langsam in das Wasser geben und umrühren, die Lauge danach abkühlen lassen.

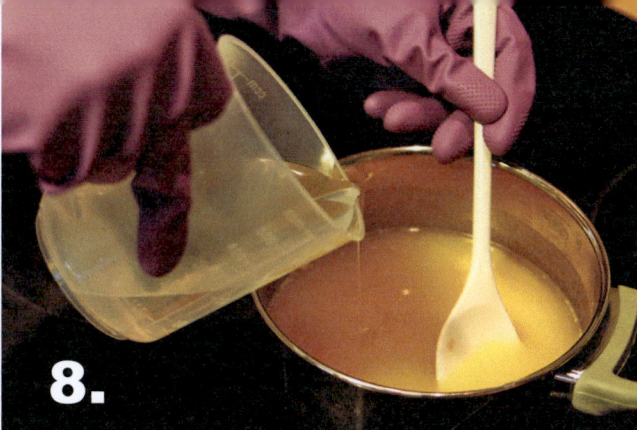

8.

Die handwarme Lauge unter Rühren zu den Fetten und Ölen geben.

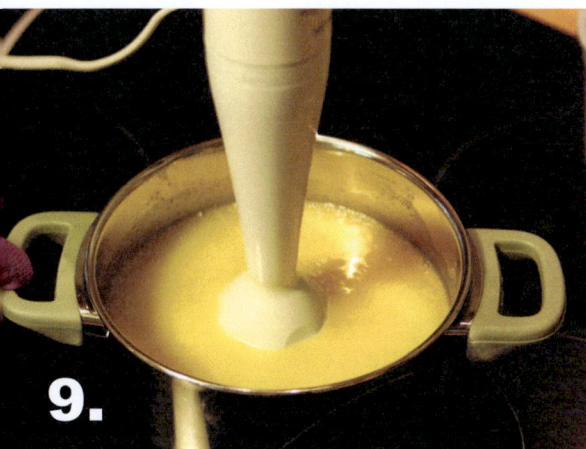

9.

Nun mit dem Pürierstab mixen, bis die Konsistenz etwa der eines Puddings entspricht.

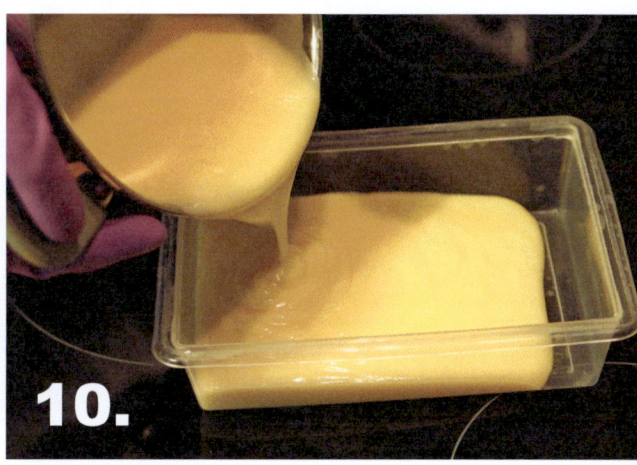

10.

Den Seifenleim in eine passende Form geben und festwerden lassen.

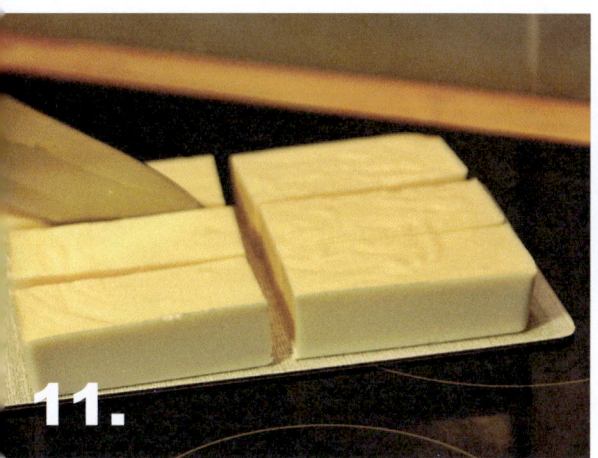

11.

Nach einigen Stunden kann die Seife ausgeformt und geschnitten werden.

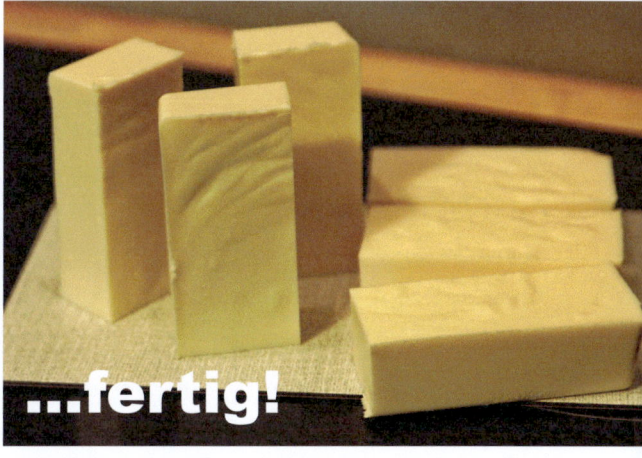

...fertig!

Die fertigen Seifenstücke müssen nun noch etwa 6-8 Wochen reifen und trocken gelagert werden.

Das 25er Rezept

250g *Olivenöl*

250g *Rapsöl*

250g *Kokosfett*

250g *Frittierfett*

140g *Natriumhydroxid (NaOH)*

350g *Wasser*

Auch erfahrene Seifensieder nutzen dieses Rezept immer wieder, da man es leicht mit Zusätzen wie Kräuter, Farben und Duftölen aufpeppen kann. Somit kann man sehr günstig neue Seifenvariationen testen.

▶ Kokosfett und Frittierfett abwiegen und im Topf schmelzen lassen.

▶ Die Öle ebenfalls abwiegen und zu den geschmolzenen Fetten geben. Die Masse abkühlen lassen.

▶ NaOH und Wasser abwiegen, daraus die Lauge anrühren und ebenfalls abkühlen lassen.

Das sogenannte 25er Rezept ist der Klassiker für Seifenneulinge und wurde von Claudia Kasper auf ihrer Seite www.naturseife.com veröffentlicht. Dieses Rezept ist schlicht aber gut: die verwendeten Fette ergeben in ihrer Kombination eine feste Seife, die gut schäumt, die Haut pflegt und dazu noch sehr günstig ist.

▶ Die Lauge zu den Fetten geben und mit dem Pürierstab bis zum Puddingstadium mixen.

▶ Den Seifenleim in eine Form füllen und festwerden lassen.

Sie brauchen:

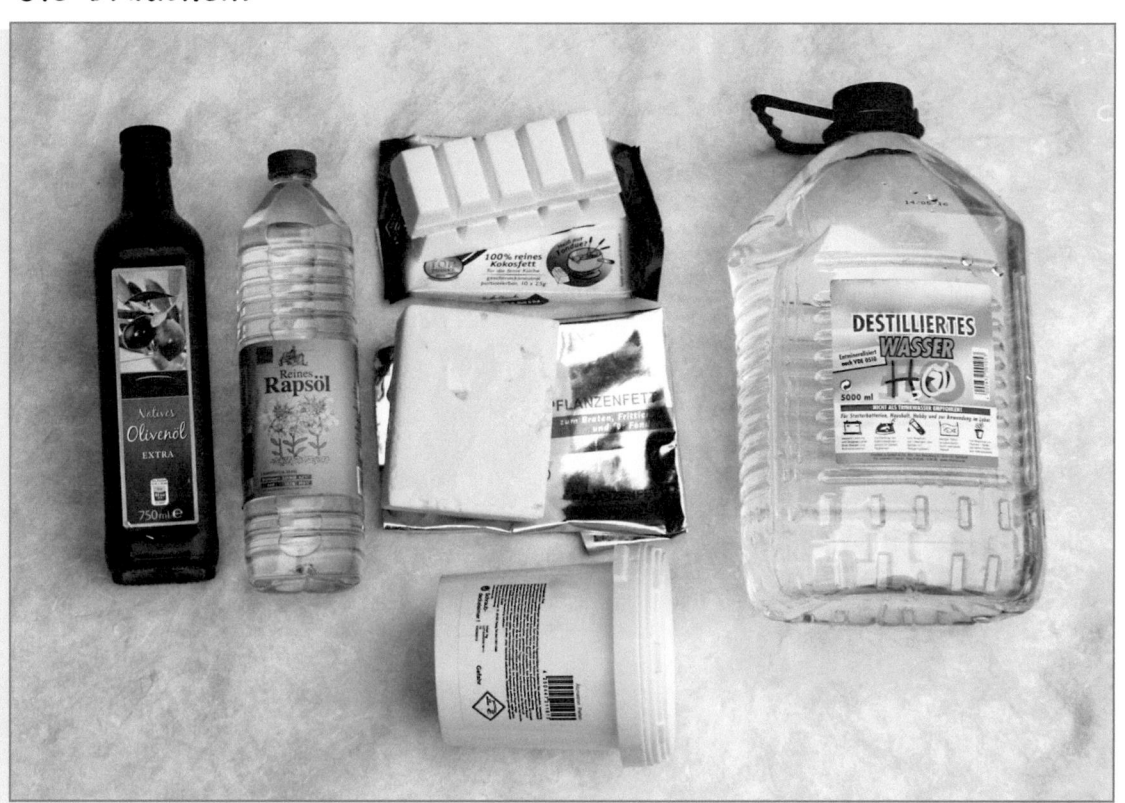

Kosten für diese Seife (ca. 1 Kilo):

Olivenöl	1,00
Rapsöl	0,40
Kokosfett	1,00
Frittierfett	0,50
NaOH	0,45
Wasser	0,15
	3,50 Euro

Preis pro Seifenstück ca. 19 Cent.

Teebaumölseife

KALTVERSEIFTE KOKOSSEIFE

400g   Kokosfett

200g   Sonnenblumenmargarine

200g   Rapsöl

200g   Distelöl

142g   Natriumhydroxid (NaOH)

350g   Wasser

50ml   Teebaumöl

▶ Kokosfett und Margarine abwiegen und im Topf schmelzen lassen.

▶ Die Öle ebenfalls abwiegen und zu den geschmolzenen Fetten geben. Die Masse abkühlen lassen.

▶ NaOH und Wasser abwiegen, daraus die Lauge anrühren und ebenfalls abkühlen lassen.

Teebaumöl gibt es mittlerweile in vielen Supermärkten und Drogerieketten. Die Inhaltsstoffe des Teebaumöls sollen gegen Viren, Bakterien und Pilze wirken, darüber hinaus hat das Öl einen frisch-würzigen Duft.

▶ Die Lauge zu den Fetten geben und mit dem Pürierstab bis zum Puddingstadium mixen.

▶ Erst jetzt wird das Teebaumöl hinzugegeben, kurz mit dem Löffel unterrühren.

Diese Kokosseife wird sehr fest und ist hell und weiß. Ein zu hoher Anteil (>50%) an schäumendem Kokosfett könnte die Haut jedoch austrocknen.

▶ Den Seifenleim in eine Form füllen und festwerden lassen.

Sie brauchen:

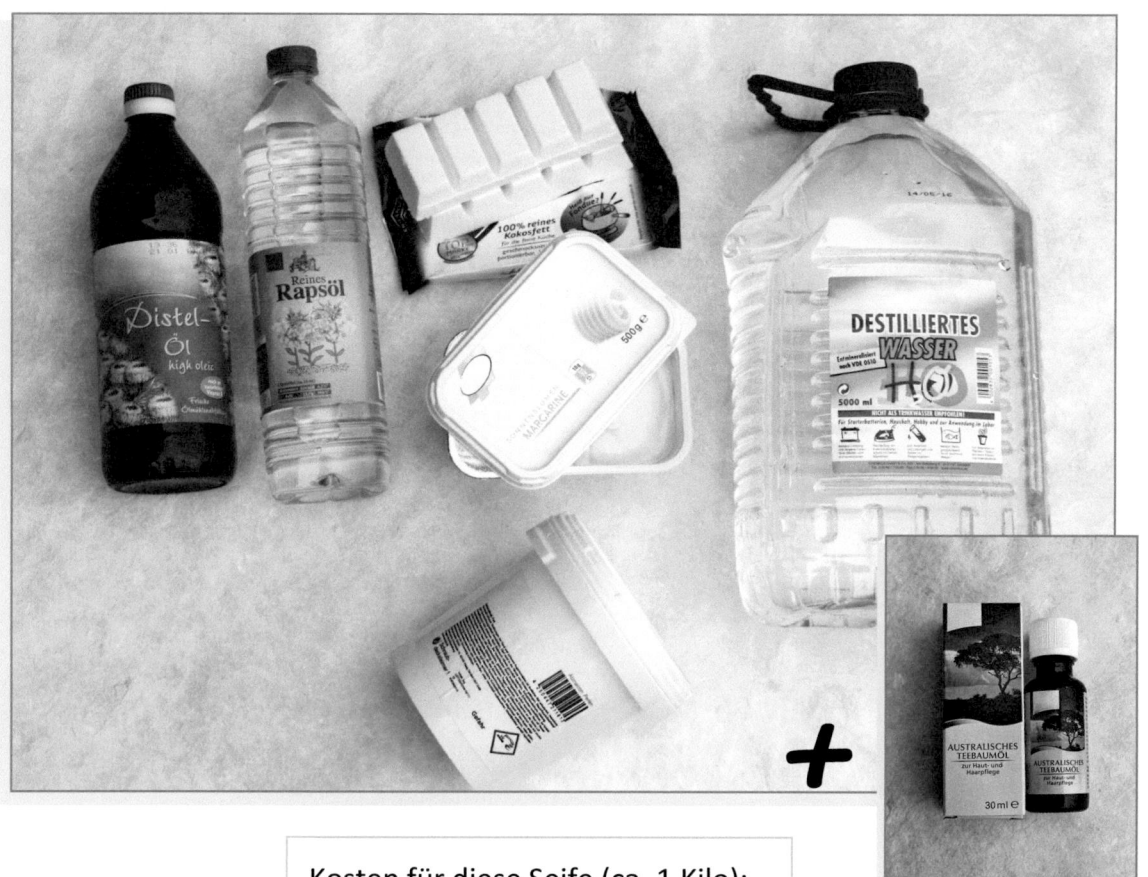

Kosten für diese Seife (ca. 1 Kilo):

Kokosfett	1,60
Margarine	0,30
Rapsöl	0,30
Distelöl	0,50
Teebaumöl	5,00
NaOH	0,45
Wasser	0,15
	8,30 Euro

Preis pro Seifenstück ca. 46 Cent.

Schokoladenseife

SONNENBLUMENSEIFE IM KALTVERFAHREN

400g Sonnenblumenmargarine

200g Sonnenblumenöl

200g Kokosfett

200g Frittierfett

136g Natriumhydroxid (NaOH)

350g Wasser

1 EL Kakaopulver

- Kokosfett, Frittierfett und Margarine abwiegen und im Topf schmelzen lassen.

- Das Sonnenblumenöl ebenfalls abwiegen und einen Teil davon (etwa 5 EL) mit einem gehäuften Esslöffel Kakaopulver zu einem Brei anrühren. Den Rest des Öls zu den Fetten geben und die Mischung abkühlen lassen.

- NaOH und Wasser abwiegen, daraus die Lauge anrühren und ebenfalls abkühlen lassen.

- Die Lauge zu den Fetten geben und mit dem Pürierstab bis zum Puddingstadium mixen.

- Nun den Kakao-Öl-Brei in die Seife einrühren. Sollten sich Klumpen bilden, kann auch kurz der Mixstab verwendet werden um diese aufzulösen.

- Den Seifenleim in eine Form füllen und festwerden lassen.

Diese Seife mit Kakao wird sehr schön braun und duftet lecker nach Schokolade. Eine Freude für Haut und Nase!

Zuviel Sonnenblumenöl kann der Grund sein, dass eine Seife unter Umständen ranzig wird. Dies kann man mit Sonnenblumenmargarine vermeiden, da diese von Haus aus etwas konserviert und verarbeitet ist.

Sie brauchen:

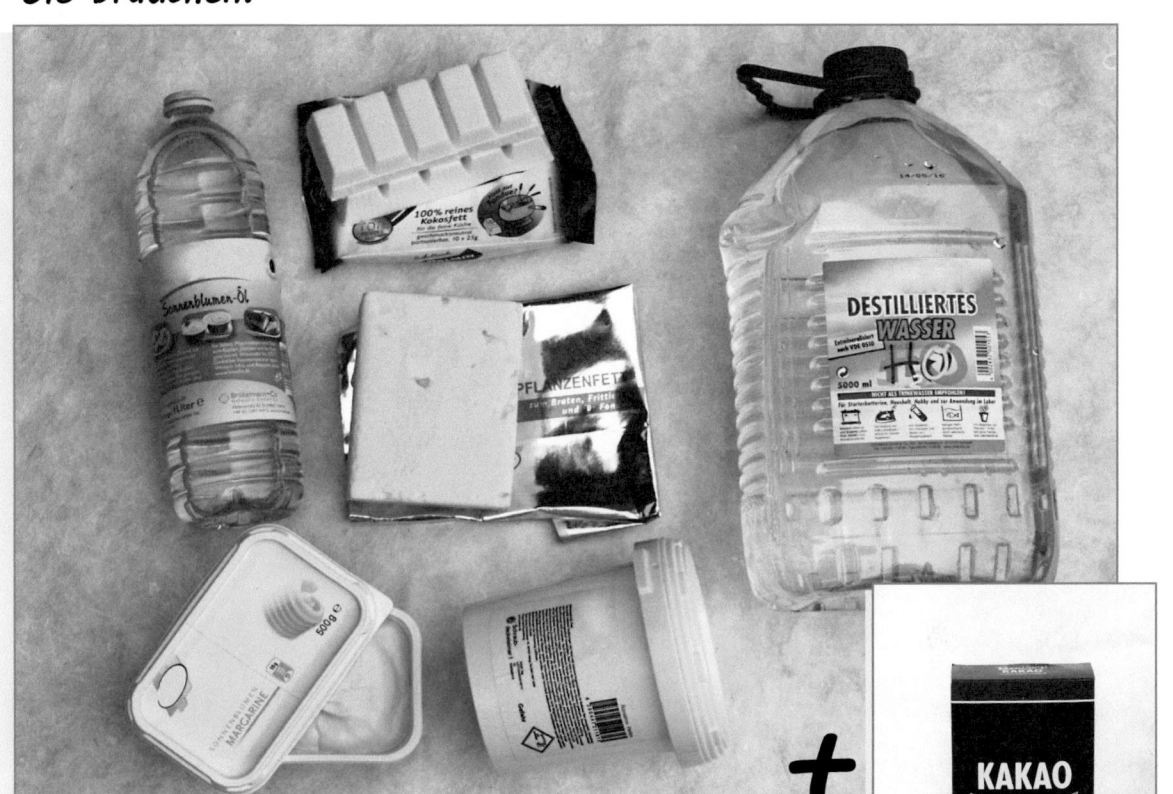

Kosten für diese Seife (ca. 1 Kilo):

Margarine	0,60
Sonnenblumenöl	0,25
Kokosfett	0,80
Frittierfett	0,40
Kakaopulver	0,20
NaOH	0,45
Wasser	<u>0,15</u>
	<u>2,45 Euro</u>

Preis pro Seifenstück ca. <u>14 Cent</u>.

Olivenölseife

700g   *Olivenöl*

100g   *Rapsöl*

100g   *Kokosfett*

100g   *Frittierfett*

130g   *Natriumhydroxid (NaOH)*

350g   *Wasser*

Durch seinen hohen Anteil an einfach ungesättigten Fettsäuren ist das Olivenöl dem Hautfett sehr ähnlich und schützt die Haut somit ausgesprochen gut. Bereits die alten Griechen und Römer wussten das und verwendeten das Öl zur Hautpflege und zur Förderung der Wundheilung. Neben seinem hohen Gehalt an Linolsäure ist es auch reich an Vitamin E und Vitamin A, sowie einer Vielzahl an Mineralien wie Kalium, Magnesium und Kalzium.

▶ Kokosfett und Frittierfett abwiegen und im Topf schmelzen lassen.

▶ Die Öle ebenfalls abwiegen und zu den geschmolzenen Fetten geben. Die Masse abkühlen lassen.

▶ NaOH und Wasser abwiegen, daraus die Lauge anrühren und ebenfalls abkühlen lassen.

▶ Die Lauge zu den Fetten geben und mit dem Pürierstab bis zum Puddingstadium mixen.

▶ Den Seifenleim in eine Form füllen und festwerden lassen.

Sie brauchen:

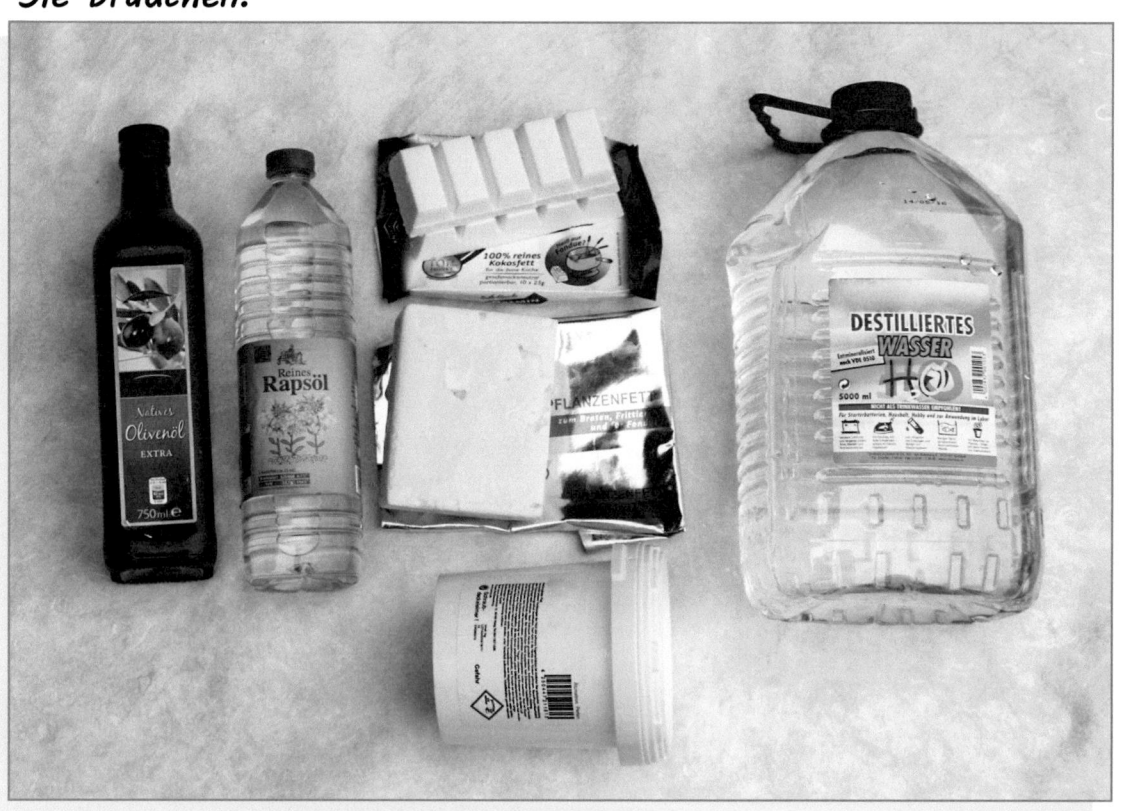

Kosten für diese Seife (ca. 1 Kilo):

Olivenöl	2,80
Rapsöl	0,15
Kokosfett	0,40
Frittierfett	0,20
NaOH	0,45
Wasser	<u>0,15</u>
	<u>4,15 Euro</u>

Preis pro Seifenstück ca. <u>23 Cent</u>.

Minzseife

500g   *Schweineschmalz*

200g   *Kokosfett*

200g   *Maiskeimöl*

100g   *Sojaöl*

135g   *Natriumhydroxid (NaOH)*

350g   *Wasser*

50ml   *Japanisches*
       Heilpflanzenöl (Minzöl)

1 Topf frische Minze

Man ahnt es: Für Vegetarier ist diese Seife nicht geeignet. Allerdings ist Schweinefett hervorragend für die Herstellung von Seife geeignet. Die Seife wird sehr weiß, schön fest und hat ausgesprochen gute Schaumeigenschaften.

Dazu kommt die erfrischende Minze und sorgt für eine hervorragende Kräuterseife mit mildem Duft.

▶ Zunächst die Minze vorbereiten: Alle Blätter von der Pflanze abzupfen und mit einem scharfen Messer so fein wie möglich hacken.

▶ Kokosfett und Schweineschmalz abwiegen und im Topf schmelzen lassen.

▶ Die Öle ebenfalls abwiegen und zu den geschmolzenen Fetten geben. Die Masse abkühlen lassen.

▶ NaOH und Wasser abwiegen, daraus die Lauge anrühren und ebenfalls abkühlen lassen.

▶ Die Lauge zu den Fetten geben und mit dem Pürierstab bis zum Puddingstadium mixen.

▶ Nun das Minzöl sowie die gehackte Minze in den Seifenleim geben und kurz unterrühren.

▶ Den Seifenleim in eine Form füllen und festwerden lassen.

Sie brauchen:

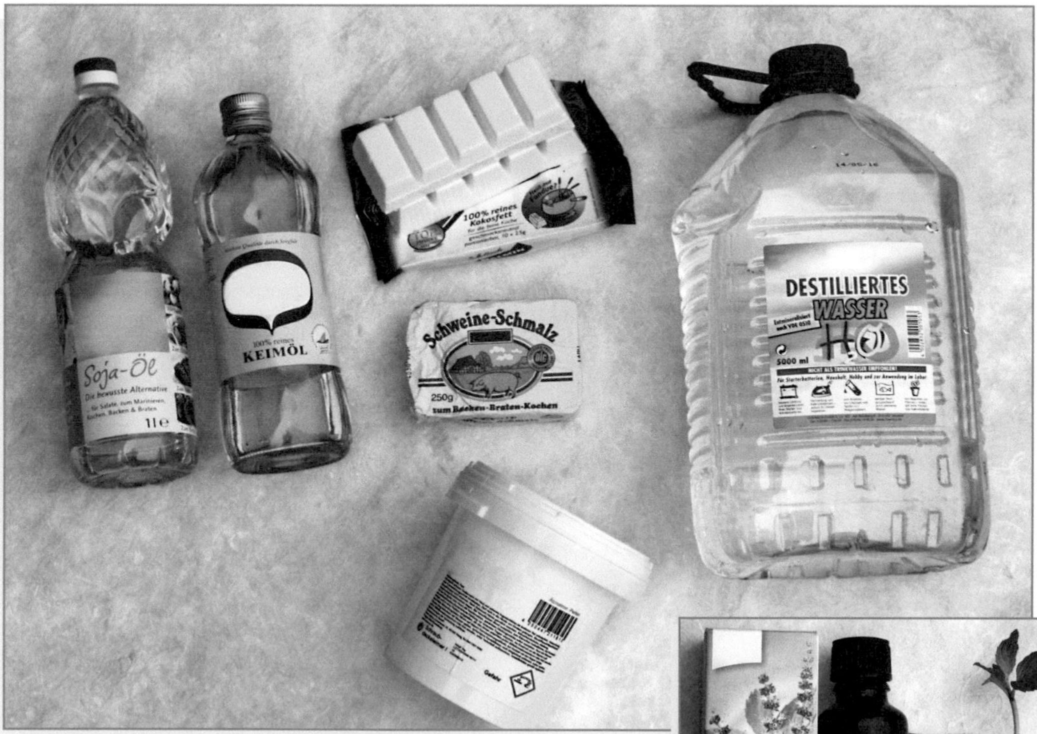

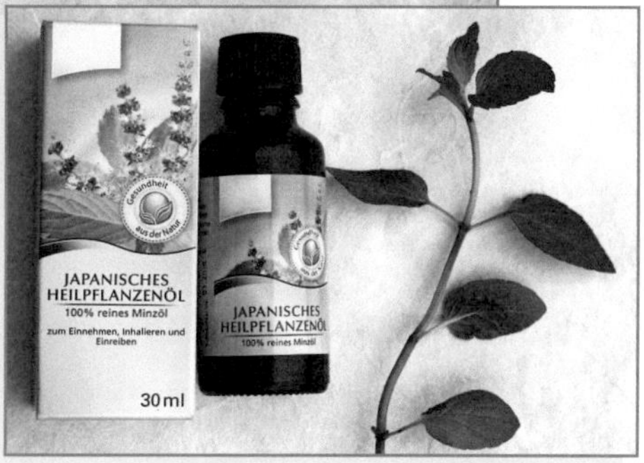

Kosten für diese Seife (ca. 1 Kilo):

Schweineschmalz	1,00
Kokosfett	0,80
Maiskeimöl	0,60
Sojaöl	0,20
Minzöl	5,00
Frische Minze	2,50
NaOH	0,45
Wasser	<u>0,15</u>
	<u>10,70 Euro</u>

Preis pro Seifenstück ca. <u>59 Cent</u>.

Für Fortgeschrittene

Sie haben erfolgreich Ihre ersten Seifen hergestellt und Spass an Ihrem neuen Hobby? Sie sind schon recht sicher im Umgang mit Fett, Lauge und Seifenleim und möchten nun mehr als nur ein Grundrezept ausprobieren? Kein Problem! Folgende Variationen können Sie an den beschriebenen Rezepten vornehmen:

Weitere Öle verwenden

Schon im Supermarkt, aber auch in den Asiamärkten in Großstädten finden Sie eine große Auswahl an weiteren Ölen, die sich für die Seifenherstellung eignen. Dazu zählen **Distelöl, Erdnussöl, Kürbiskernöl, Reiskeimöl, Sesamöl, Traubenkernöl und Walnussöl**. Bedenken Sie aber immer: Es kann nicht einfach ein Öl im Rezept durch ein anderes ersetzt werden, es muss stets die benötigte Menge NaOH neu berechnet werden! Viele weitere spezielle Öle gibt es in speziellen Naturkosmetikshops im Internet, z.B. **Avocadoöl, Arganöl, Nachtkerzenöl, Sheabutter, Schwarzkümmelöl, Hanföl, Kakaobutter, Jojobaöl**....

Um feste, schäumende Seife zu erhalten, ist immer ein Anteil an festen Fetten wie Kokosfett und Palmfett vonnöten. Einige Menschen möchten gerne auf Palmöl verzichten, hier hat sich **Babassuöl** als gute (und nahezu einzige) Alternative bei der Seifenherstellung erwiesen. Auch die Verwendung von **Bienenwachs** (<5%) kann für festere Seife sorgen, bei zu hohem Wachsanteil kann sie jedoch beim Schneiden splittern.

Ein weiteres wichtiges Öl für den Seifensieder ist **Rizinusöl**, das die Schaumeigenschaften der anderen Fette verstärkt , die Haut mit Vitamin E versorgt und besonders in Rasierseife nahezu unerlässlich ist.

Lauge mit Tee oder Saft anrühren

Grundsätzlich ist es möglich, die Lauge mit jeder Art von Flüssigkeit anzurühren. Man sollte jedoch sehr kalkhaltiges Leitungswasser sowie sehr säurehaltige Flüssigkeiten vermeiden (siehe unter „Zitronensäure"). Sehr beliebt sind **Kräutertees**, hierzu brüht man einfach ein Kraut auf (Kamille, Brennnessel, Fenchel etc.) und lässt den Tee nach dem Abseihen abkühlen. Mit dieser kalten Flüssigkeit dann die Wassermenge im Rezept einfach ersetzen, es sind keine weiteren Berechnungen erforderlich.

Mit **Säften** kann man eine leichte Färbung der Seife erreichen, beispielsweise macht Karottensaft die Seife orange. Ebenfalls geeignete Flüssigkeiten sind Bier, Rotwein und Kaffee, die ebenfalls färben können.

Weitere Zutaten hinzufügen

Statt mit den Kräutern einen Tee zuzubereiten, können diese auch fein gehackt oder im Mixer zu Pulver verarbeitet und direkt in den Seifenleim gegeben werden. Man sollte jedoch beachten, dass die Pflanzenteile nicht zu hart sind, da die Seife sonst sehr auf der Haut kratzen kann. Geeignet sind beispielsweise **Ringelblumenblüten, gemahlener Basilikum, gemahlene Algen, Lavendelblüten oder Rosenblätter.** Ist ein Peelingeffekt erwünscht, kann man **Brennnesselsamen, Haferflocken oder Mohnsamen** hinzugeben. Es können aber auch fein pürierte Gemüse wie **Gurke** oder **Avocado** hinzugefügt werden, denen positive Wirkung auf die Haut zugesprochen werden.

Färben und marmorieren

Mit vielen der genannten Kräuter und Säfte kann die Seife gefärbt werden. Neben der Ringelblume erzeugt auch **Kurkuma** eine gelbe Seife. Orange erzielt man mit dem genannten **Karottensaft**, aber auch mit **unraffiniertem roten Palmöl, Kürbiskernöl oder Annattosaat.** Einen rötlicheren Ton erzeugt die Zugabe von **Paprikapulver**. Braune Seife erzeugt man mit **Kaffee, Zimt oder Kakaopulver**, aber auch der Zusatz von **Milch** und **Honig** gibt oft einen Braunton. Grüne Seife erhält man mit allen chlorophyllhaltigen Pflanzen: **Algen (Chlorella, Spirulina), Spinat, Petersilie, Brennnessel und Petersilie.**

Zum Marmorieren teilt man den fertigen Seifenleim in verschiedene Portionen auf, in die dann die pulverisierten Kräuter und Gewürze gegeben werden. Die einfachste Art zu marmorieren ist die sogenannte Topfmarmorierung: Gießen Sie etwa 1 Drittel des Seifenleims in ein anderes Gefäß, vermischen Sie diesen Teil beispielsweise mit Zimt und gießen Sie ihn zurück in den Topf. Nun vorsichtig und ganz grob 2 Mal umrühren und den Leim in die Form gießen. Schon hat man einen tollen Marmorierungseffekt erzielt.

Honig und Milch

Die Königsdisziplin ist wohl die Herstellung von Honig– und Milchseifen. Hierzu bedarf es einer Menge Erfahrung, denn in beiden Fällen muss sehr kalt gearbeitet werden. Die Zuckerverbindungen in diesen Zutaten sorgen für eine starke Erhitzungsreaktion im Zusammenhang mit der Lauge, sodass die Seife im schlimmsten Fall einfach „innerlich verkocht", fast schwarz wird und furchtbar stinkt, sodass sie entsorgt werden muss.

Bei **Honigseifen** wird ein gewöhnliches Rezept gesiedet und dann der Honig zum Seifenleim hinzugegeben (max. 5% der Fettmenge). Es ist wichtig, dass die Mischung der Fette und Öle sowie die Lauge stark abgekühlt werden, am besten im Kühlschrank auf weniger als 10°C. Auch der eingeformte Seifenleim sollte im Kühlschrank stehen, um nicht zu stark erhitzen zu können.

Bei **Milchseifen** kann man den einfacheren Weg gehen und schlicht Milchpulver in den fertigen Seifenleim einrühren. Die eingeformte Seife sollte dann nicht zu warm stehen und keine Gelphase haben. Wenn Milch oder Sahne verwendet werden, sollten diese zunächst als Eiswürfel gefroren und dann zum Anrühren der Lauge verwendet werden. Auch hier gilt es, die Temperatur der Seife nach dem Einformen im Auge zu behalten.

Tonerde, Kohle und Salz

Es gibt **weiße, rote und grüne Tonerde sowie Heilerden oder Ghassoul**, die alle in die Seife gerührt werden können. Die Tonerden sollten vorher mit etwas Wasser zu einem dünnen „Schlamm" angerührt werden und können dann zum Seifenleim hinzugegeben werden. Ebenso kann man mit **Kohle** (in medizinischer Qualität) verfahren, die die Seife außerdem schön schwarz färbt.

Mit **Salz** stellt man am besten eine gesättigte Sole her, die dann bei der Seifenherstellung verwendet wird. Hierzu füllt man ein altes Marmeladenglas etwas zu zwei Drittel mit Salz und füllt das Glas dann mit heißem Wasser auf. Die Sole ist dann gesättigt, wenn Salz auf dem Boden zurückbleibt und nicht mehr gelöst werden kann. Die Lösung über dem Bodensatz kann man nun abgekühlt als Sole verwenden. Am einfachsten ist es, die Lauge nur mit etwas mehr als der Hälfte des Wasser anzurühren und die Restmenge nachher mit Sole zu ersetzen. Sie wird direkt nach der Lauge zu den Fetten und Ölen gegeben.

Zitronensäure

Bei der Verwendung von Seifen mit sehr hartem Leitungswasser kann es zur Bildung von **Kalkseifen** kommen, die sich als weißliche Beläge an Armaturen und Waschbecken niederschlagen. Außerdem können sie die Schaumeigenschaften der Seife verschlechtern. Um dies zu vermeiden, kann man kristalline Zitronensäure, die beispielsweise auch zum Einkochen von Marmelade verwendet wird, zur Seife hinzugeben (bis zu 5% der Fettmenge). In Verbindung mit der Natronlauge bildet sich Natriumcitrat, das als Wasserenthärter dient. Es gibt jedoch einiges zu beachten: Die Zitronensäure darf nicht einfach zur Lauge hinzugegeben werden, durch die deutlich unterschiedlichen pH-Werte kann es zu einer starken Reaktion kommen und die ganze Lösung überschäumen. Reduzieren Sie die Wassermenge im Rezept stattdessen um beispielsweise 50 ml und rühren Sie darin die Zitronensäure in einem extra Gefäß an. Geben Sie diese Lösung nach der Lauge zur Fettmasse. Außerdem muss die Menge an NaOH im Rezept erhöht werden, da ein Teil durch die Zitronensäure neutralisiert wird. Als Faustformel gilt: Für ein Gramm Zitronensäure muss 0,5 Gramm NaOH zusätzlich verwendet werden.

Düfte

Grundsätzlich unterscheidet man zwischen speziellen Seifenduftölen bzw. **Parfumölen (PÖ)** und natürlichen **ätherischen Ölen (ÄÖ).** Parfumöle werden aus verschiedenen chemischen Substanzen hergestellt und sind in vielen Fantasieduftnoten zu haben. Es werden z.B. bekannte Parfums nachgestellt oder Duftmischungen wie „Bratapfel" oder „Blumenbouquet" angeboten. Einige können die Seife schnell andicken lassen oder sie braun verfärben. Verwenden Sie nur für Kosmetik zugelassene Duftöle aus dem Fachhandel und nicht solche aus dem Supermarkt oder der Drogerie, die beispielsweise für Duftlampen oder Potpourris angeboten werden! Diese sind nicht explizit für die Verwendung auf der Haut zugelassen und die Inhaltsstoffe werden nicht ausführlich deklariert.

Ätherische Öle werden hingegen aus Pflanzen und Kräutern gewonnen. Je nachdem, wie viel Pflanzenmaterial für das Öl gebraucht wird, kann der Preis in schwindelerregende Höhe steigen, so kostet echtes Rosenöl ca. 10 Euro pro Mililiter. Andere ätherische Öle wie Rosmarinöl, Lavendelöl oder -wie in unseren Rezepten- Minzöl und Teebaumöl sind da schon zu erschwinglicheren Preisen zu haben.

Erste Hilfe & Troubleshooting

Die Seife trennt sich

Wenn die Temperaturen von Fettemasse und Lauge zu unterschiedlich sind, kann sich der Seifenleim wieder trennen. Ebenso kann es passieren, dass sich der Seifenleim beim Mixen bereits sehr stark erwärmt (siehe „Gelphase") und die Seife sich ebenso trennt. Auch die Zugabe einiger ätherischer Öle sowie Duftöle kann zu dieser Reaktion führen. Man erkennt dies daran, dass viele kleine Flöckchen in einer wässrigen Flüssigkeit schwimmen. In diesem Fall brauchen sie etwas Geduld, die Seife ist jedoch nicht verloren. Lassen Sie etwas kaltes Wasser ins Waschbecken und stellen Sie den Seifentopf hinein. Wenn es Ihnen gelingt, die Masse etwas abzukühlen, können Sie sie in der Regel nach einiger Zeit wieder zu einer homogenen Masse mixen und einformen.

Die Seife lässt sich nicht ausformen

Wenn die Seife noch zu weich ist, kann man natürlich als erste Maßnahme noch ein paar Tage warten, bis sie fester geworden ist. Eine weitere Möglichkeit ist, die ganze Form für einige Stunden ins Tiefkühlfach zu legen um sie dann auszuformen. Leicht angefroren lassen sich auch die Seifenstücke besser schneiden.

Weiße Schicht auf der Seife

Es ist durchaus nicht ungewöhnlich, dass sich ein weißer Schleier oben auf dem Seifenblock bildet. Es können in Einzelfällen sogar richtige Kristalle entstehen. Diese sogenannte Sodaasche ist zunächst ein optisches Problem, sie beeinträchtigt nicht die Qualität der Seife. Die Bildung von Sodaasche lässt sich verhindern, indem der Seifenblock mit Plastikfolie abgedeckt wird. Die Erfahrung zeigt, dass eine hohe Luftfeuchtigkeit beim Trocknen der frischen Seife die Bildung von Sodaasche begünstigt, lassen Sie diese also besser nicht in der Küche oder im Keller stehen.

Die Sodaasche kann mit einem feuchten Tuch abgewischt oder mit einem Messer oder Sparschäler vom Seifenstück gehobelt werden.

Seifenspritzer auf Oberflächen

Spritzer der Lauge oder des Seifenleims können auf Grund des hohen pH-Wertes ihre Arbeitsfläche angreifen. Neutralisieren Sie diese am besten mit niedrigem pH-Wert, beispielsweise mit Essig. Geben Sie den Essig dazu auf ein Papiertuch und reiben Sie die Spritzer weg. Tragen Sie dabei auf jeden Fall Handschuhe, denn auch der Essig kann die Haut angreifen.

Spritzer auf der Haut

Spülen Sie in diesem Fall die Haut sehr gründlich unter fließendem kalten Wasser ab. Besonders wenn Sie das Natriumhydroxid abwiegen, sollten Sie darauf achten, dass keine NaOH-Kristalle auf ihrer Haut (oder auch der Arbeitsfläche) zurückbleiben. Wenn Sie die Hände dann waschen, werden Sie ein schmieriges, seifiges Gefühl feststellen. Spülen Sie unbedingt solange, bis dieses Gefühl verschwunden ist. Cremen Sie die Haut nachher mit einer Wund– und Heilsalbe ein.

Spritzer in den Augen

Spülen Sie die Augen sehr lange und gründlich mit kaltem klaren Wasser aus und suchen Sie umgehend einen Arzt auf! Eine solche Verätzung im Auge kann bis zur Erblindung führen, nehmen Sie das auf keinen Fall auf die leichte Schulter!

Dies gilt ebenso, wenn jemand Lauge oder frische Seife in den Mund bekommen oder gar verschluckt hat, sofort zum Arzt! Dieser kann entsprechende Gegenmittel anwenden, eine unbehandelte innere Verätzung kann bis zum Tod führen!

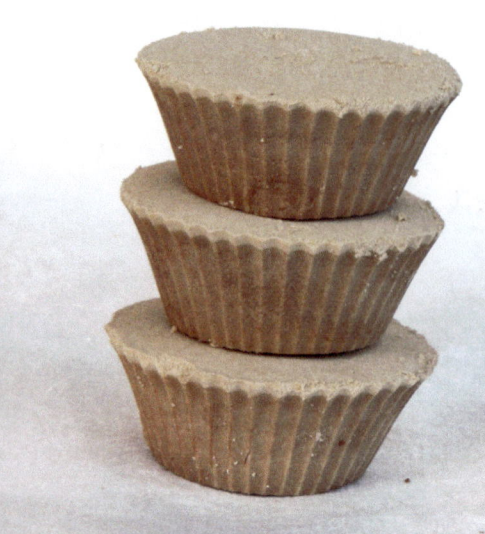

Das 25er Rezept

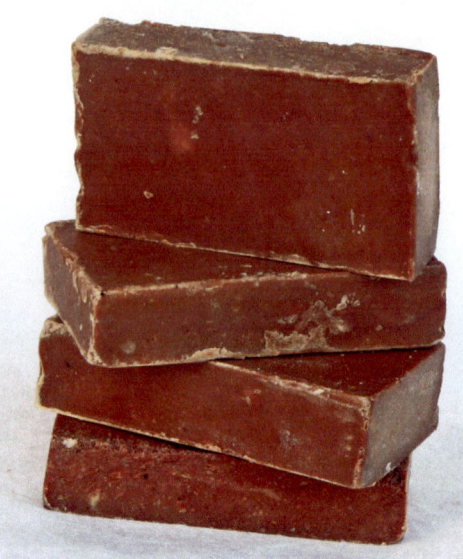

Schokoladenseife

Teebaumölseife

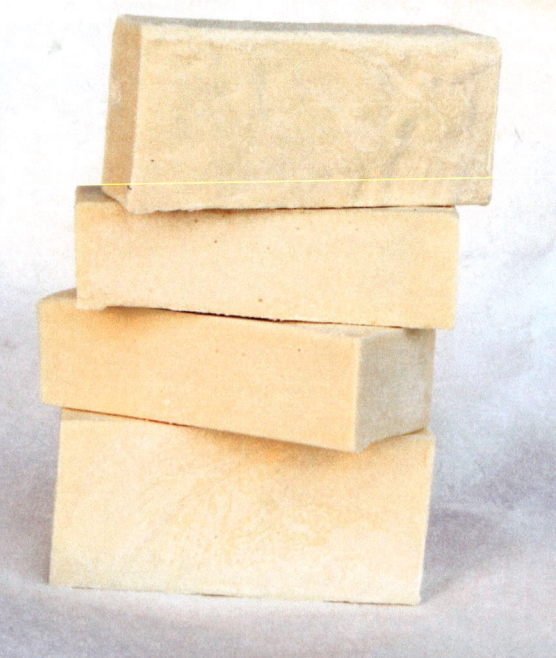

Olivenölseife

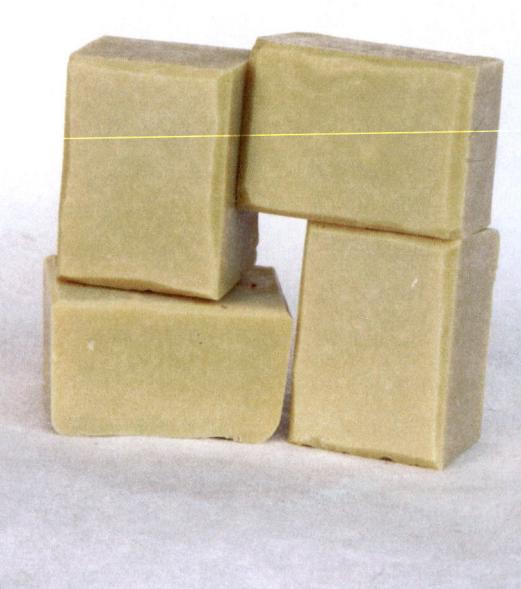

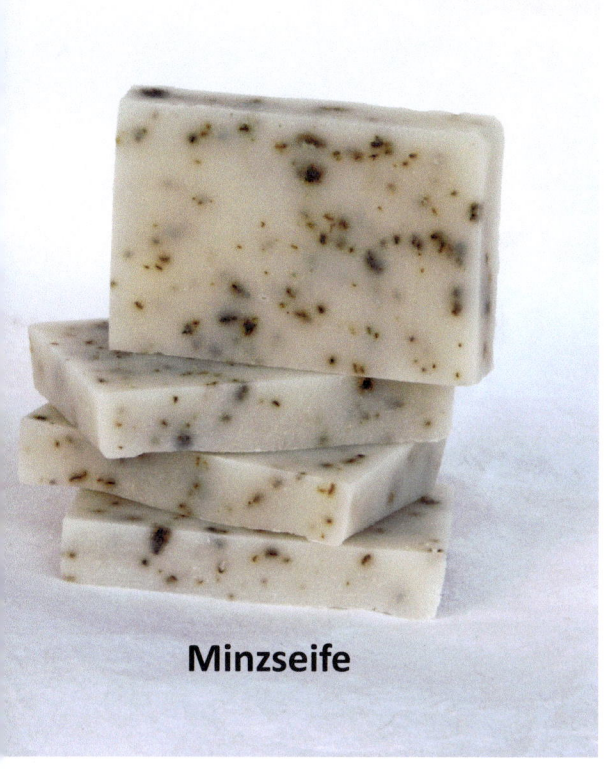

Minzseife

Seifenrechner

http://www.naturseife.com/
Seifenrechner/

http://www.tuula-seifen.de/
seifenrechner.php

http://www.soapcalc.net/calc/
SoapCalcWP.asp

Literaturtipps

Casper, Claudia (2012). Naturseife, das reine Vergnügen: Die Herstellung feiner Pflanzenseifen in der eigenen Küche. Freya Verlag.

Chevallier, Leanne & Sylvain (2011). Seifen - Selbst gemacht: Einfach & natürlich. Stocker Verlag.

Cramm, Sandra (2012). Seifenklassiker: Von Aleppo- bis Zahnseife - mit 100 Rezepten aus 200 Jahren Seifentradition. Books on Demand Verlag.

Cramm, Sandra (2013). Kräuterseifen - 24 Rezepte von Ackerschachtelhalm bis Zistrose. Books On Demand Verlag.

Jakuszeit, Jinaika; Harth, Gesine (2013). Naturseifen zum Verschenken: Pflegende Seifen selbst herstellen. Frech Verlag.

Eigene Rezepte, Anmerkungen, Notizen